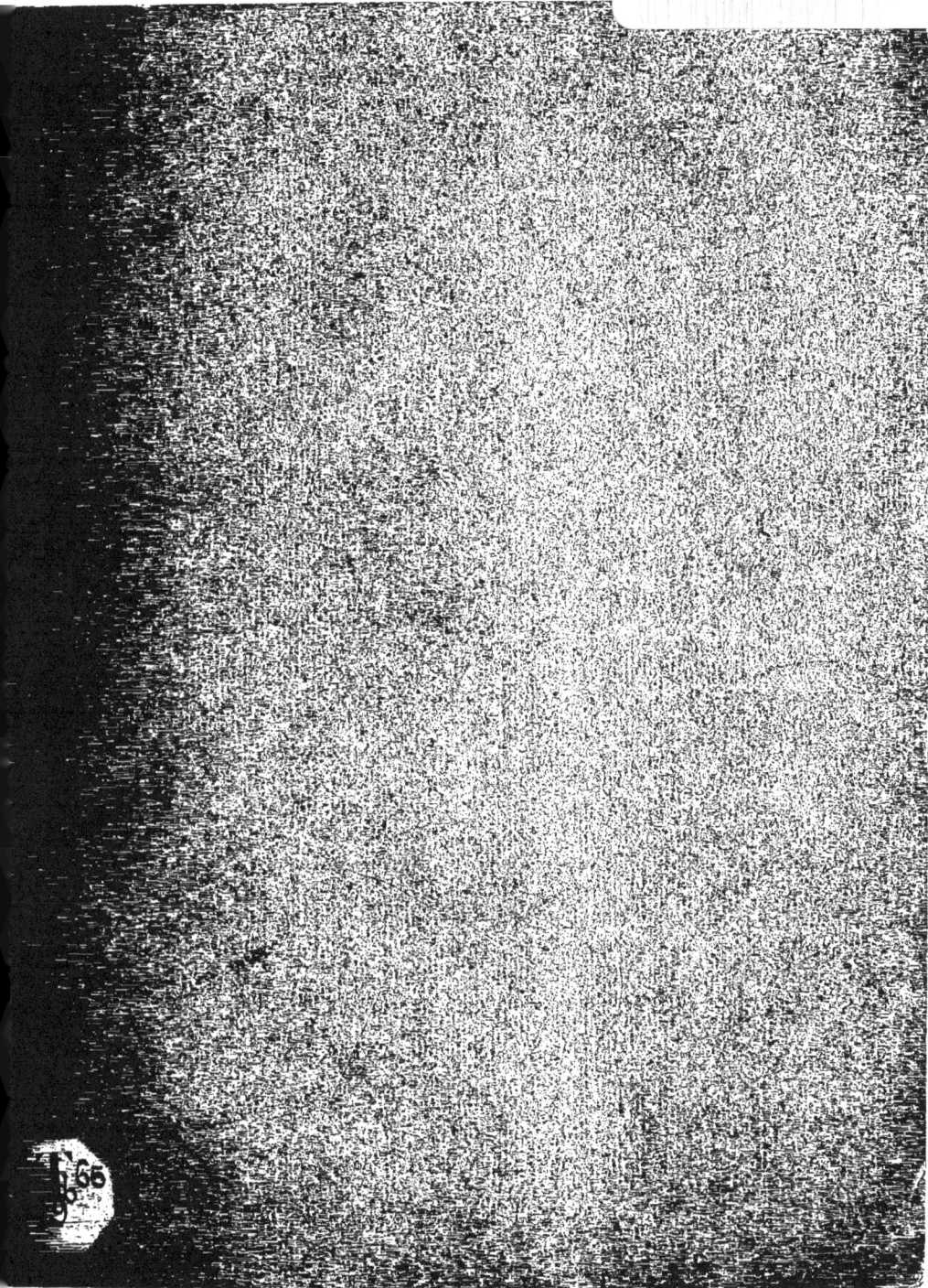

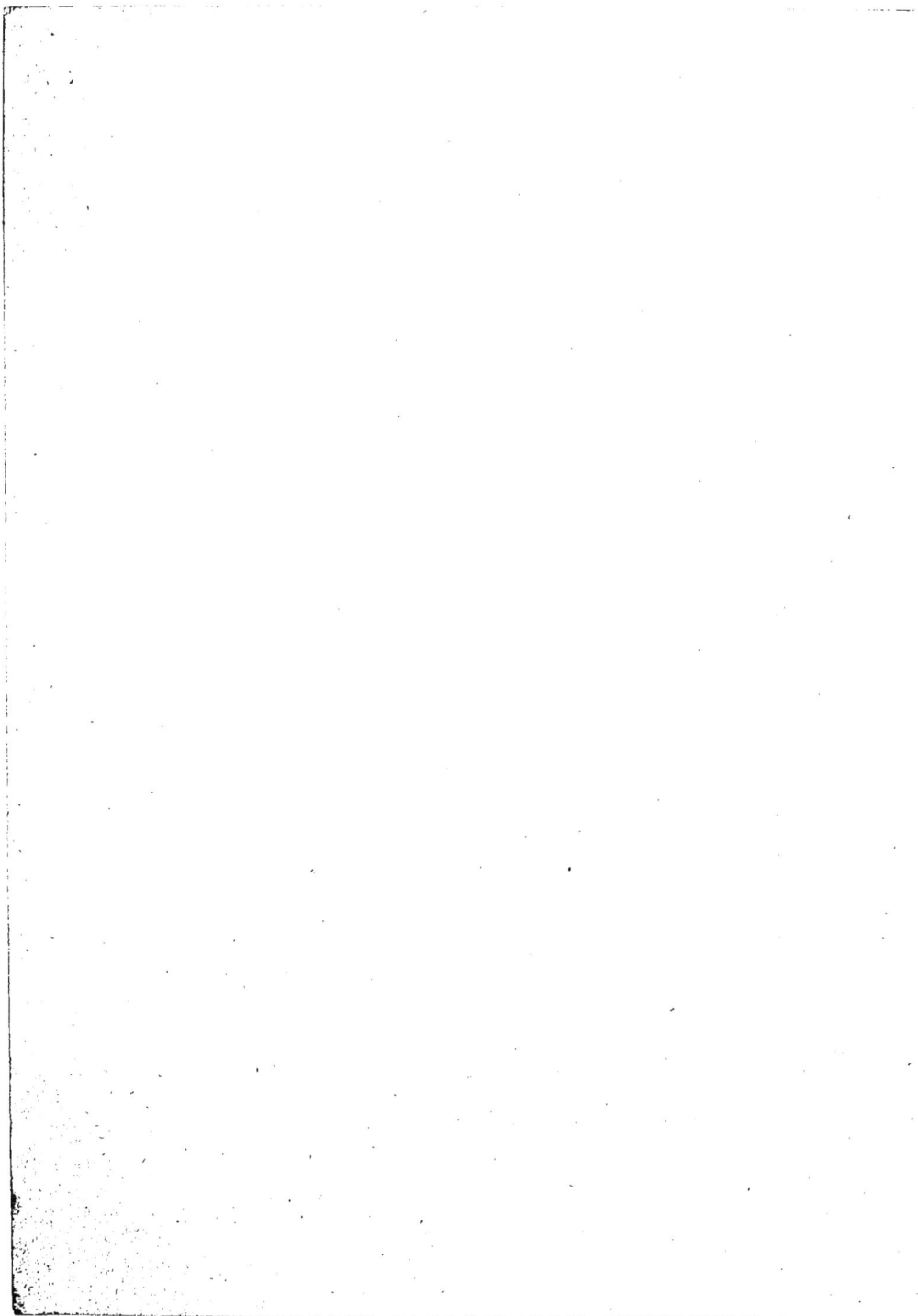

ESSAI

D'UNE NOUVELLE MÉCHANIQUE

DES MOUVEMENS PROGRESSIFS

DE

L'HOMME ET DES ANIMAUX.

Par M. DE BARTHEZ,

PREMIER Médecin de S. A. S. Monseigneur le Duc d'Orléans ;
Chancelier de l'Université de Médecine de Montpellier, & Conseiller
à la Cour des Aydes de la même ville ; Membre de l'Académie
Royale des Sciences & Belles-Lettres de Prusse ; des Sociétés
Royales des Sciences de Montpellier & de Médecine de Paris ;
Censeur Royal.

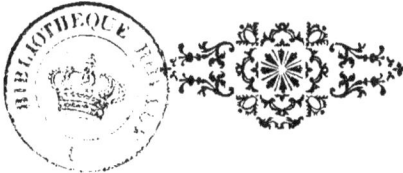

A PARIS;

M. DCC. LXXXII.

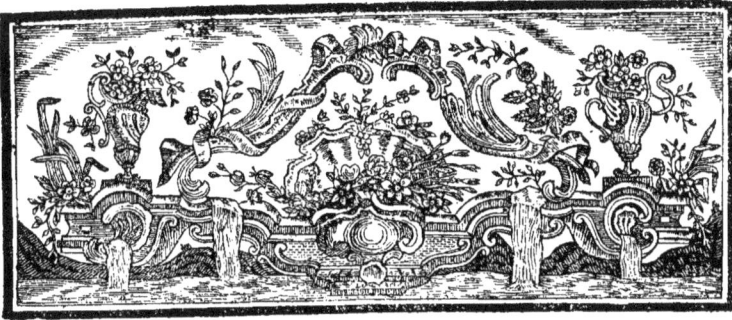

ESSAI

D'UNE NOUVELLE MÉCHANIQUE

DES MOUVEMENS PROGRESSIFS

D E

L'HOMME ET DES ANIMAUX.

L'OBJET principal de cet Essai est la théorie des mouvemens progressifs de l'homme & des quadrupèdes.

Dans toutes les positions que leur donnent ces divers mouvemens, l'homme & les quadrupèdes font des efforts très variés pour soutenir le poids de leur corps plus ou moins relevé. La théorie de leurs efforts de *sustentation* est donc nécessairement renfermée dans celle de leurs mouvemens progressifs.

Pour bien connoître cette fonction de sustentation, il faut la con-sidérer séparément & dans les cas où elle s'exerce seule. Cette fonction est alors simplement celle de la *station*, dans laquelle l'homme & les animaux se soutiennent fixément sur leurs jambes.

La théorie de la station sera donc le sujet de la première Partie de cet Essai.

I.er MÉMOIRE.

De la station de l'homme & des quadrupèdes.

I. Lorsque l'homme se tient debout, les vertèbres du col, du dos, & des lombes affectent des courbures alternativement difposées en fens contraires : la convexité de l'arc des vertèbres eft en avant dans le col, en arrière au dos, & derechef en avant aux lombes.

Ces courbures alternatives qu'affecte alors la colonne vertébrale, la rapprochent & l'éloignent dans ces différentes parties de la ligne du centre de gravité de tout le corps ; ligne qui eft perpendiculaire à la bafe du corps dans la ftation.

La colonne vertébrale étant ainfi courbée ; la tête, la poitrine, & le bas ventre, par leur fufpenfion à cette colonne, fe difpofent de côté & d'autre de la ligne du centre de gravité du corps. Ainfi dans les mouvemens fenfibles de vacillation qui accompagnent toujours la ftation, & plus encore la fuftentation du corps de l'homme dans fa marche (d'autant que les os des cuiffes & des jambes ne fe touchent que par des furfaces très-peu étendues) ; le corps fe trouve être comme également jetté en avant & en arrière de la direction de la ligne du centre de gravité ; & cette diftribution ayant été fixée d'abord le plus avantageufement poffible, le corps y eft enfuite ramené facilement par l'extenfion de la colonne vertébrale.

II. L'extenfion de la colonne vertébrale s'exécute dans chaque paire de vertèbres unies, fur deux centres de mouvement ; l'un eft dans la fymphyfe cartilagineufe du corps de ces vertèbres, & l'autre eft dans les articulations de leurs apophyfes obliques ou articulaires quand l'extenfion eft parvenue jufqu'à un certain point.

Chefelden a reconnu [1] ces deux centres de l'extenfion des vertèbres, & en conclut que les extenfeurs de l'épine ont deux fois plus de force pour tenir l'épine dans une fituation droite, que pour en forcer l'extenfion lorfqu'elle doit être appuyée fur les apophyfes articulaires.

Winflow a nié ce fecond centre d'extenfion des vertèbres fur les apophyfes articulaires. (*Mém. de l'Ac. des Sc. an. 1730.*) Mais il n'en combat l'exiftence que par des raifons trop foibles. Il faut obferver cependant à ce fujet, 1.° que le mouvement d'extenfion qui fe fait fur les apophyfes articulaires, eft borné par la réfiftance des ligamens articulaires ; & par celle des cartilages intermédiaires des corps des vertèbres qui ne peuvent céder au-delà d'un certain degré fans fe meurtrir ou fe décoller : 2.° que ce mouvement n'eft point en charnière, mais comme moyen entre le gliffement & la rotation ; d'autant que les apophyfes articulaires font unies par des éminences réciproques & des furfaces cartilagineufes inégales [2].

III. Dans l'extenfion de l'épine, chaque vertèbre qui doit exécuter ce mouvement eft chargée du poids de

[1] Ofteography, Chap. 3.

[2] V. la defcription qu'en a donné Albinus, *De fceleto humano*, p. 63. & fes *Offium Tab. 9 & 10.*

la colonne vertébrale qui lui est supérieure, & des poids des organes que cette colonne soutient. Cette colonne vertébrale résiste au mouvement d'extension de la vertèbre qui la supporte, en formant un long bras de levier dont les points d'appui sont successivement dans le cartilage intervertébral placé sous le corps de cette vertèbre, & dans les articulations de ses apophyses obliques.

Pour vaincre cette résistance, les muscles extenseurs qui s'insèrent à l'apophyse épineuse de chaque vertèbre, agissent avec d'autant plus d'avantage, que cette apophyse épineuse leur donne un bras de levier plus prolongé, par rapport à l'un & à l'autre centre du mouvement d'extension.

Telle est la principale raison de la longueur qu'ont les apophyses épineuses des vertèbres (qui est d'ailleurs, comme le dit Winslow, proportionnée au grand nombre des muscles qui y sont attachés). On voit pourquoi cette longueur des apophyses épineuses est très-considérable dans les dernières vertèbres cervicales, & dans les premières dorsales de plusieurs des quadrupèdes; surtout de ceux qui ont la tête fort massive, ou surchargée de cornes.

IV. Dans les vertèbres du col & du dos, les apophyses épineuses sont inclinées du haut en bas; mais dans les vertèbres des lombes, ces apophyses sont dirigées transversalement.

Winslow dit que l'obliquité des apophyses épineuses couchées les unes sur les autres, sert à rendre le dos inflexible à contresens. Mais pourquoi ne sont-elles pas ainsi couchées dans les lombes, où cette flexion des vertèbres à contresens est bien plus à craindre?

M. Bertin dit que l'opposition dans les directions des apophyses épineuses des vertèbres dorsales & des vertèbres lombaires, avertit de ne pas forcer l'extension de l'épine, en y résistant lorsqu'elle est portée trop loin. Mais cette opposition est bien plus forte dans la plupart des quadrupèdes, dont l'épine est néanmoins violemment étendue ou plutôt fléchie à contresens dans les efforts qu'ils font pour bondir, & dans d'autres positions.

Voici quelle me paroît être la principale utilité des différentes directions qu'ont les apophyses épineuses dans les vertèbres dorsales & dans les vertèbres lombaires.

Dans les vertèbres dorsales, l'inclinaison de l'apophyse épineuse est inutile par rapport au centre du mouvement d'extension qui est dans le cartilage intervertébral; puisque cette apophyse étant droite & moins prolongée pourroit donner aux muscles extenseurs de l'épine le même bras de levier relativement à ce centre. Mais par rapport à l'autre centre du mouvement d'extension qui est dans les apophyses articulaires, l'inclinaison de l'apophyse épineuse de chaque vertèbre qui est presque dans la direction très-oblique de ces apophyses, donne aux extenseurs de l'épine au bras de levier le plus long possible ; tandis que la colonne vertébrale supérieure & la charge de cette colonne résistent par un bras de levier dont l'inclinaison est très-défavantageuse.

Dans les vertèbres dorsales les plus inférieures , & dans les lombaires, les apophyses épineuses ont été dirigées transversalement; parce que les mouvemens d'extension ont leur principal appui sur les corps de ces vertèbres , & que ces mouvemens ne s'appuyent presque point sur les apophyses articulaires (dont les plans presque verticaux sont beaucoup moins dirigés d'avant en arrière que de dehors en dedans, pour borner les mouvemens de rotation de ces vertèbres).

V. Les deux dernières vertèbres dorsales & les deux premières lombaires sont placées à l'endroit de l'inflexion des courbures de l'épine du dos & des lombes. C'est dans ces vertèbres que doit se faire ressentir surtout l'impression des efforts successifs d'extension de l'une & de l'autre courbure de l'épine, ou le contre-coup de ces efforts lorsqu'ils sont simultanés. Il faut donc que les dernières vertèbres dorsales puissent se mouvoir plus que les autres en avant & en arrière , & céder aux impulsions dominantes d'effort ou de résistance dans la partie supérieure ou dans la partie inférieure de l'épine. Cette mobilité relative est facilitée en ce que les dernières côtes ne sont point fixées aux apophyses transverses des dernières vertèbres dorsales,

VI. Dans la station des quadrupèdes , la colonne vertébrale du tronc est en général simplement arquée dans sa longueur. Sa courbure ne souffre communément d'inflexion que dans certaines positions forcées , ou dans certains efforts qui poussent l'extension de cette colonne jusqu'à la porter à l'intérieur, comme dans ceux qui précèdent des sauts violens.

Dans la station des quadrupèdes, en général les quatre jambes sont habituellement plus ou moins projettées & fléchies en sens opposés sous la colonne vertébrale du tronc. Cette disposition fait que le tronc tend avec moins d'avantage à descendre , son centre de gravité agissant par un levier plus court que si les points d'appui des pieds étoient fort éloignés. Elle fait aussi que les différentes parties du tronc se distribuant de côté & d'autre de ces appuis , se remettent beaucoup plus facilement en équilibre dans les vacillations qui accompagnent la station ou les mouvemens progressifs de l'animal.

Les jambes du quadrupède ne peuvent être ainsi projettées sans faire arquer plus ou moins la colonne vertébrale du tronc, & en former une espèce de voûte plus ou moins courbe qui résiste à la charge du corps suspendu entre les jambes.

Il faut distinguer dans cette colonne vertébrale deux portions dont la courbure respective est très-inégale dans les diverses espèces d'animaux. L'une, dorsale, est soutenue par des côtes attachées au sternum ou antérieurement ; & l'autre, lombaire, est dégarnie des côtes, ou du moins n'en a que de très-foibles, & qui ne sont point fixées en avant.

Celle qui est garnie de côtes assujetties antérieurement doit sans doute, en général, obéir beaucoup moins que l'autre à l'effort des jambes qui fait arquer l'épine. C'est vers la limite de ces deux portions que la charge du corps tend avec plus d'avantage à fléchir cette colonne, dont chaque portion peut être regardée comme un bras de levier par lequel cette charge agit sur les appuis que donnent les trains de devant & de derrière.

La colonne vertébrale du tronc étant arquée par l'effort des jambes; cet effort, ainsi que la résistance que lui oppose la charge du corps, s'exerce sur deux appuis ou centres; l'un aux corps, & l'autre aux apophyses articulaires des vertèbres.

Ces deux centres des mouvemens d'extension & de flexion des vertèbres du dos & de lombes dans les quadrupèdes, sont manifestement indiqués par des faits tels que celui que M. Lafosse a observé [1] : que dans les chevaux de bât, surtout dans les maillets ou limoniers; les ligamens capsulaires qui s'attachent à la circonférence de leurs apophyses obliques, sont exposés à être tiraillés; desorte qu'on trouve dans ces chevaux des ankyloses & des exostoses à l'endroit de ces ligamens.

[1] Cours d'Hippiatrique, p. 62.

VII. C'est relativement aux deux centres d'extension de chacune des vertèbres qui forment la colonne vertébrale du tronc, & aux appuis de cette colonne sur les trains de devant & de derrière ; qu'il faut considérer les avantages méchaniques des longueurs & des directions diverses ou opposées qu'ont les apophyses épineuses dans les vertèbres dorsales & dans les vertèbres lombaires du plus grand nombre des quadrupèdes. Ces avantages sont essentiels, non-seulement dans la station des quadrupèdes, mais encore dans leurs sauts & autres mouvemens progressifs pour lesquels le corps doit être ramassé, & l'arc de l'épine bien fixé.

Dans chacune des deux portions ou dorsale ou lombaire de la colonne vertébrale du tronc, chaque vertèbre plus voisine d'un des appuis aux extrémités a ses apophyses articulaires disposées de la manière la plus avantageuse, pour résister à la dépression de la vertèbre contiguë & plus éloignée de cet appui. Car les apophyses articulaires de la vertèbre plus fixe recouvrent celles de la vertèbre plus mobile; & par-conséquent celle-ci ne peut s'abaisser par son côté le plus mobile, parce que son autre côté qui touche à la première vertèbre est empêché de s'élever dans l'arc de l'épine.

La colonne vertébrale du tronc étant supposée arquée en portant sur les appuis des extrémités; les apophyses épineuses qui sont inclinées, auroient pu être droites par rapport aux centres d'extenfion qui font fur les corps des vertèbres. Mais leur direction oblique eft la plus avantageufe poffible relativement aux centres d'extenfion fur les apophyfes articulaires.

Dans chacune des deux portions de la colonne vertébrale du tronc, les apophyfes épineufes font en général plus inclinées aux endroits où cette colonne eft plus arquée ; au lieu qu'elles font prefque droites dans l'endroit de l'arc de l'épine, (& le plus fouvent vers fon milieu) où la colonne vertébrale eft moins courbée. Dans cet endroit c'eft fur les corps des vertèbres qu'eft le principal des deux centres d'extenfion de l'épine [1].

VIII. Les mufcles extenfeurs des vertèbres dorfales & lombaires foutiennent la colonne vertébrale du tronc au degré fixe auquel il convient qu'elle foit arquée par l'effort des extrémités antérieures & poftérieures, malgré la charge du poids du corps qui tend à l'abaiffer. D'après ce qui a été dit, il eft facile de voir que ces mufcles extenfeurs agiffent avec un avantage d'autant plus grand, que les apophyfes épineufes leur donnent de longs leviers dirigés dans le fens des apophyfes articulaires.

[1] Il eft remarquable que dans l'homme la dernière vertèbre dorfale a fes apophyfes articulaires, fupérieures & inférieures, qui font convexes ; deforte que cette vertèbre eft reçue en haut & en bas par les apophyfes articulaires des vertèbres contiguës. (Winflow, Tr. des Os fecs, n. 598.)

Pendant les efforts d'extenfion violente, le quadrupède fait fans doute agir à-la-fois plufieurs des mufcles extenfeurs de l'épine, dont les fibres ont leurs directions croifées ; comme font, par exemple, le long dorfal & le demi épineux du dos. Ces divers mufcles qui, agiffant féparément, feroient ruer ou cabrer l'animal ; fixent le degré d'extenfion de l'épine par leurs efforts combinés de traction en fens contraires, où vers des appuis oppofés ; en même-tems que les apophyfes épineufes & les apophyfes tranfverfes des vertèbres contiguës font plus facilement rapprochées à l'aide de leurs ligamens intermédiaires, & par l'action des mufcles épineux & tranfverfaires.

La contraction de ces mufcles extenfeurs de l'épine qui ayant leur origine aux apophyfes tranfverfes des vertèbres du dos, s'infèrent aux épines des lombes ou réciproquement ; eft extremement aidée dans les quadrupèdes par les pofitions des apophyfes tranfverfes, dont les directions font généralement oppofées dans les parties dorfale & lombaire de la colonne vertébrale du tronc.

IX. La théorie précédente fe confirme & fe développe à mefure qu'on en étend les applications aux faits que préfente la ftructure des divers quadrupèdes.

Dans ces animaux on obferve généralement, que les apophyfes épineufes des vertèbres dorfales font inclinées de la tête à la queue, & que celles des vertèbres lombaires font

font inclinées en fens contraire.

Dans le cheval & l'éléphant qui ont un plus grand nombre de côtes que la plupart des autres quadrupèdes, il y a un nombre correfpondant & plus grand de vertèbres dorfales dont les apophyfes épineufes font inclinées de la tête vers la queue.

Dans le caméléon & le fourmiller, toutes les apophyfes épineufes des vertèbres font inclinées de la tête vers la queue. La raifon en eft fenfiblement relative à ce que ces animaux ont jufques très-près du baffin, des côtes fixées antérieurement; & n'ont que deux ou trois vertèbres lombaires. Il eft d'autant plus convenable que les épines de leurs vertèbres foient dirigées vers la queue, que c'eft vers cette partie du corps, qui eft très - forte, que leur tronc doit être fouvent retiré. C'eft par fa queue que le fourmiller fe fufpend aux branches des arbres, & que le caméléon peut s'y attacher de manière à fe foutenir.

Dans le phoque, les apophyfes épineufes des vertèbres lombaires font toutes inclinées vers les os du baffin. La colonne vertébrale du tronc, dont l'extenfion doit fe faire fur la bafe que donnent les os du baffin, eft fimplement dans une direction oblique au fol; & ne peut être arquée par l'effort des extrémités poftérieures, parce que ces extrémités font à-peu-près dans un même plan avec la colonne vertébrale, & que leur impulfion moyenne eft prefque perpendiculaire aux corps des vertèbres lombaires.

X. Dans un grand nombre de quadrupèdes, les vertèbres lombaires ont leurs apophyfes articulaires & autres qui s'engrènent réciproquement, & qui lient de la manière la plus forte les vertèbres contiguës. Cet enclavement a lieu furtout chez les quadrupèdes qui exécutent de grands mouvemens dans les lombes; & il eft très-utile pour modérer l'effort des extrémités qui pourroit arquer avec excès la colonne vertébrale lombaire.

Le même enclavement eft d'une force extraordinaire dans les quadrupèdes, qu'on peut appeller avec Bellini *recto-prona*, ou qui affectent fouvent une fituation à demi-redreffée fur leur dos accroupi; tels que le chat, l'écureuil, le finge, &c. Dans cette fituation le train de devant agit par un plan incliné fur les vertèbres lombaires, qu'il preffe contre le train de derrière fixément établi; mais il ne peut que moins arquer ces vertèbres à proportion de la réfiftance qu'oppofe leur enclavement.

Dans les animaux où l'on obferve cet enclavement des apophyfes des vertèbres, il commence aux dernières vertèbres dorfales, auxquelles ne répondent point des côtes qui foient attachées antérieurement d'une manière fixe. C'eft à l'endroit de ces vertèbres où eft la limite des dorfales & des lombaires que font les plus fortes, & l'action de la

B

charge du poids du corps fur la colonne vertébrale du tronc, & l'op-
polition des mouvemens des extrémités antérieures & postérieures qui
tendent à arquer cette colonne. Les
dernières vertèbres dorsales font
donc particulièrement menacées de
luxation par l'effet de l'une & de
l'autre cause, & elles y résistent
par l'enclavement de leurs apophyses.

La foibleffe singulière de cet endroit de l'épine est très-fensible dans
divers animaux ; comme dans le
loup, dont les vertèbres font néanmoins fi fortement enclavées que
c'est ce qui l'empêche de pouvoir fe
tourner autrement que tout d'une
pièce. Baufner a observé qu'on
abat un loup en le frappant, même
affez légèrement, fur les lombes;
& qu'auffi prend-il grand foin de ne
pas expofer cette partie.

On doit rapporter à un degré plus
ou moins fort d'enclavement fem-
blable ou d'engrenure des apophyfes
des vertèbres du col, la principale
caufe de la roideur du col du lion
& d'autres animaux féroces. Eufta-
chi a très-bien remarqué que fans la
réfistance très-forte des vertèbres cervicales dans ces animaux, la gran-
deur de leur gueule & la force des
dents dont la Nature les a armés,
leur feroient inutiles. On peut ajou-
ter que c'est au contraire à caufe de
l'extrème mobilité réciproque de
leurs vertèbres cervicales, que les
jeunes oifons font fujets à fe rompre
le col en broutant l'herbe avec trop

d'effort; ainfi que l'a obfervé le P.
Vanière [1].

XI. Dans l'homme l'obliquité
de pofition de la colonne vertébrale,
par rapport aux os du baffin & aux
extrémités inférieures qui foutiennent le centre de gravité de tout le
corps, facilite la diftribution des
parties du corps autour de la ligne
de direction de ce centre; & eft
très-avantageufe pour rendre la ftation permanente.

Si cette obliquité n'avoit pas lieu,
& fi la colonne vertébrale étoit redreffée perpendiculairement à l'horifon, cette colonne feroit un trop
grand angle avec les os du baffin
(dont je confidère l'affemblage fuivant un plan moyen qui pafferoit
par le haut des os des îles, & le bas
des os pubis). Cet angle rappro-
chant trop la direction de la colonne
vertébrale de celle des extrémités inférieures, une trop petite partie de
la maffe du corps fe trouveroit pla-
cée en arrière de la ligne du centre
de gravité : ce qui entraîneroit con-
tinuellement la chûte du corps en
avant dans la ftation prolongée, &
dans les mouvemens progreffifs de
l'homme.

Dans l'orang outang qui eft le
pygmée de Tyfon, l'angle que la
colonne vertébrale rendue perpendiculaire à l'horifon fait avec les os
du baffin, eft beaucoup plus obtus
que dans l'homme ; & cependant

[1] Prædii Ruftici Lib. XII. ubi de An-
fere.

cette colonne fe trouve fixée avec une roideur fingulière : deforte que la ftation du Pygmée ne pourroit être durable fans le jeu de fes longs bras qui rétabliffent fans ceffe l'équilibre. Les pongos (qui font les orang-outangs de la grande efpèce) en marchant jettent leurs bras derrière le col, fuivant ce que rapporte Tyfon [1].

L'angle des os du baffin avec la colonne vertébrale, rendue perpendiculaire à l'horifon, eft encore plus obtus dans le finge appellé *gibbon*, que dans l'homme & l'orang-outang. Auffi le gibbon a-t'il des bras extrêmement longs, qui font manifeftement l'office de balanciers ; & ne peut-il marcher qu'en fe tenant très-fenfiblement incliné.

Enfin dans les quadrupèdes, l'angle que la colonne vertébrale redreffée perpendiculairement à l'horifon fait avec les os du baffin, étant extrêmement obtus ; l'effort qu'ils font pour fe tenir fur leurs pieds de derrière dans une fituation droite eft très-difficile à continuer : fi ces animaux n'ont des avantages particuliers de ftructure (comme eft, par exemple, dans l'ours la longueur du calcaneum) ; ou fi on ne les accoutume par des moyens finguliers à foutenir un effort auffi laborieux, comme dans les finges que l'on dreffe

[1] The Anatomy of a Pygmie p. 8z. Cet artifice eft analogue à celui que la Nature employe dans les oifeaux, dont elle a affuré la ftation, en jettant leurs aîles ou bras derrière la colonne vertébrale.

à fe tenir debout en leur liant les bras derrière le col [1].

XII. Dans l'homme, les os du baffin forment un fupport circulaire, au moyen duquel les extrémités inférieures ne font point inclinées au tronc, mais le foutiennent comme des colonnes élevées perpendiculairement au fol. Les trous ovalaires ont été ménagés dans ce fupport, pour ne lui laiffer que la folidité néceffaire à cet ufage.

Si les extrémités inférieures étoient dans des directions convergentes inclinées par rapport au tronc ou au baffin, elles formeroient un foutien angulaire qui réfifteroit peu à fon abaiffement par la charge du poids du corps, & qui ne pourroit demeurer fixe fans des efforts extraordinaires des mufcles adducteurs de ces extrémités.

Mais les colonnes perpendiculaires que forment ces extrémités, ont leurs têtes chargées par les os du baffin fitués tranfverfalement, qui preffent & affermiffent ces colonnes. C'eft à raifon de ce que les os du baffin fixent ainfi les extrémités inférieures, qu'on peut dire avec plus de jufteffe qu'on n'a fait jufqu'ici ; que ces os, joints à l'os facrum, font comme le fondement & la bafe de tout le corps.

La connexion des os innominés avec le facrum peut être affoiblie dans des accouchemens laborieux ; ainfi que Ruyfch l'avoit foupçonné le premier, & qu'on l'a vérifié de-

[1] Tyfon, Liv. cit. p. 14.

puis. Monro a vu des femmes délicates qui avoient souffert cet accident, qui longtems après leurs couches se plaignoient encore comme craignant à chaque instant que leur corps ne s'écroulât entre les os des hanches. Cette imagination étoit déterminée par la sensation qu'elles avoient de l'affaissement, quoique imperceptible, de la colonne vertébrale.

XIII. Dans les quadrupèdes les os pubis sont en général beaucoup moins longs que ceux des hanches. Cependant les os pub s sont deux fois plus longs que ceux des hanches dans le phoque ; ce qui sert à contenir les viscères du bas-ventre dans la cavité du bassin, & les empêche de heurter contre le sol dans les espèces de bonds que cet animal fait terre à terre en marchant.

Les os des hanches dans les quadrupèdes sont, en général, oblongs & prolongés considérablement au-delà de leurs centres de mouvement sur les extrémités postérieures ; ce qui rend le jeu de bascule des os des hanches sur ces appuis beaucoup plus gradué & plus soutenu. En effet il faut regarder l'assemblage des vertèbres lombaires, des os du bassin, & des extrémités postérieures ; comme un levier coudé en divers sens, par lequel la partie du corps du quadrupède qui porte sur le train de derrière arcboute contre le terrein.

C'est à l'aide de leur projection au-delà des centres de leur mouvement sur les extrémités, que les os des hanches peuvent soutenir tout le corps du quadrupède lorsqu'il se cabre. L'art n'est parvenu que très-difficilement à imiter cet effort ; lorsqu'il a produit une statue équestre quatre fois plus grande que nature, qui se soutient dans une attitude où le cheval est cabré [1], en mettant un équilibre suffisant dans la croupe & les extrémités postérieures.

XIV. Les os cylindriques des extrémités inférieures dans l'homme, & des quatre jambes dans les quadrupèdes, ont été multipliés de manière que chaque extrémité forme une suite de colonnes placées verticalement l'une sur l'autre. Une semblable suite de colonnes donne un très-grand avantage pour la station de l'animal ; d'autant que chaque colonne y supporte plus sûrement le poids du corps, que ne feroit une colonne qui auroit la même hauteur & la même épaisseur que cette suite supposée. Car, comme l'a démontré M. Euler [2] ; les poids que soutiennent sans fléchir, des colonnes supposées flexibles, de même matière & également grosses, sont en raison réciproque des quarrés des hauteurs de ces colonnes.

La même raison explique ce que j'ai observé ; que les os des extrémités sont communément plus multipliés à proportion dans les qua-

[1] Nouveau Voyage en Espagne, Tom. II, p. 37.

[2] Methodus inveniendi lineas curvas maximi minimive proprietate gaudentes: Additamenti I. de Curvis elasticis, n. 37.

drupèdes qui ont les pieds très-courts, & dont les extrémités ne peuvent être fléchies qu'avec un plus grand danger de chûte.

XV. La direction de la tête & du cou du femur fait un grand angle avec la direction du corps de cet os. La direction de tout le femur étant ainfi comme extrèmement courbée en dehors dans la partie fupérieure de cet os ; les deux femurs foutiennent le baffin avec beaucoup plus d'avantage, que s'ils étoient dirigés obliquement. (V. ci-deffus, n. XII.) On voit encore que les femurs, fe trouvant ainfi projettés fous le baffin, le foutiennent plus conftamment, & avec un bien moindre danger de chûte, dans les vacillations qui accompagnent la ftation & le marcher, que s'ils étoient dans une direction verticale.

L'apophyfe qu'on nomme le *grand trochanter*, eft fenfiblement utile pour fortifier le femur à l'endroit de la grande courbure de fa partie fupérieure, endroit où le femur doit fouffrir le plus de l'effort de la charge du corps ; indépendamment de l'avantage que le grand trochanter donne aux attaches des mufcles qui meuvent l'os de la cuiffe fur le baffin.

XVI. Parent s'eft propofé [1] un problème curieux, celui de déterminer la bafe la plus avantageufe de fuftentation de l'homme, ou quelle doit être l'ouverture des pieds dans laquelle l'homme fe tient plus ferme

que dans tout autre. Il fuppofe que les pieds s'ouvrent en tournant autour de leurs articulations avec les jambes [1] ; & il cherche quelle rotation doivent faire les pieds, pour que leurs pointes & leurs talons interceptent le plus grand quadrilatère poffible. Il réfout ce problème facile par le calcul différentiel *de maximis.*

Parent remarque à ce fujet que dans les pays du Nord, où l'on marche fouvent fur la glace & le verglas, on porte les pieds fort ouverts, & que c'eft le contraire dans les pays chauds. Mais cette obfervation eft extrèmement douteufe ; & la pofition qui femble être partout la plus naturelle à l'homme, eft d'avoir les pieds tournés en-dedans, comme on le voit dans les enfans & les habitans de la campagne.

Le problème de Parent ne femble donc avoir lieu que pour les hommes chez qui l'habitude a donné plus de facilité & de conftance aux efforts des mufcles abducteurs des pieds, que ces mufcles n'en ont dans leur état primitif.

Mais, de plus, dans ce problème on néglige de confidérer que les divers hommes doivent différer par le degré de cet écartement des pieds, qui leur eft le plus naturel & le plus propre pour conferver une bafe plus avantageufe de fuftentation. Si cet écartement eft pouffé trop loin dans

[1] Effais & Recherches de Mathématiques, Tom. III, p. 355 & fuiv.

[1] Ce qui doit être expliqué plus exactement, & comme Winflow l'a enfeigné: Tr. des Os fecs, n. 990 & fuiv.

chaque individu ; il faut que les extenseurs des jambes & des pieds soient dans un effort continuel & violent, pour soutenir les cuisses & les jambes dans des positions très-inclinées au sol & aux os du bassin qui sont chargés de tout le poids du corps.

Le fait suivant, qui est d'observation générale, doit être expliqué de même par le principe de l'inégalité d'avantage qui se trouve dans l'écartement naturel des pieds. Ceux chez qui les pieds sont portés vicieusement vers l'intérieur, par une luxation en-dehors de l'os de la cuisse, par une cambrure de la jambe arquée en-dehors, ou par une dépravation des articulations du pied, (infirmes que les Anciens ont appellé *vari* [1]) sont plus fermes dans la station & dans la marche, que ceux dont les pieds sont déjettés en-dehors par des causes contraires d'infirmité (& que les Anciens appelloient *valgi*).

Galien prétend même que ceux qui ont naturellement les jambes arquées en-dedans, se tiennent plus fermes sur leurs pieds que ceux qui les ont parfaitement droites. Cela n'est pas d'abord vraisemblable, mais il le devient d'après des considérations que j'ai précédemment exposées.

XVII. Il est aisé de voir qu'une plus grande longueur des pieds, qui donne plus d'étendue à la base de sustentation, est très-avantageuse pour assurer le corps dans la station & dans la marche, quoique au-delà d'un certain point la longueur des pieds rende le marcher laborieux.

Boerhaave a dit trop généralement [1] qu'un homme ne peut élever une masse plus pesante que son corps. Le contraire est prouvé par l'exemple des porte-faix qui transportent des charges énormes, mais en marchant à très-petits pas, & même en s'appuyant sur un bâton. Ainsi il faut modifier l'assertion de Boerhaave, en observant qu'un homme peut élever un corps plus pesant que lui ; pourvu que la ligne de direction du centre de gravité de ce corps tombe sur la base de sustentation de cet homme.

On s'accorde à reconnoître avec Borelli, qu'aucun effort des muscles ne peut empêcher la chûte du corps humain, toutes les fois que la ligne de direction de son centre de gravité tombe hors des plantes des pieds ou du quadrilatere qu'elles embrassent. Wallis a cru [2] que lors même que la ligne de direction du centre de gravité tombe un peu au-delà de cet espace que les pieds renferment ; le corps peut être soutenu & relevé par l'effort des muscles des vertèbres, s'ils sont extrê-

[1] Quoique Saumaise ait prétendu le contraire ; & que J. Mathias Gesner ait cru que la signification de ce mot n'étoit pas constante.

[1] Prælect. in propr. instit. Rei Med. n. 412. Voce *trochleis*.

[2] Operum Mathematicor. vol. I. pag. 1061.

mement vigoureux. Mais il paroît évident que Wallis a été dans l'erreur fur ce point.

XVIII. Il eft deux fituations du pied, celle d'abduction, & celle de pronation ou de projection latérale interne ; dans lefquelles la ftation eft rendue plus facile & plus affurée par le moyen de l'os peroné, & des mufcles qui s'y attachent.

Les peroniers long & moyen, lorfqu'ils agiffent pour l'abduction du pied, dans le même tems portent en arrière la partie fupérieure du peroné. Cet os croife ainfi le tibia, & en empêche la vacillation en-dehors, que feroit craindre la converfion du pied fur l'extrémité de la jambe.

Le peroné me paroît fervir principalement à affurer le corps dans l'état de pronation ou de projection latérale interne du pied, qu'opère l'action fimulanée des mufcles peroniers, en retirant la plante du pied vers la malleole externe. J'obferve que le peroné eft beaucoup plus confidérable dans les efpèces de quadrupèdes qui fe foutiennent appuyés de côté fur des arbres ou fur des furfaces verticales & raboteufes ; comme le lézard, le caméléon, l'écureuil, &c.

Dans le caméléon, la projection latérale des pieds de derrière a été facilitée à tel point, qu'ils n'ont pas de connexion folide avec l'épine par le moyen des os du baffin ; ces os n'étant point attachés fixement à l'os facrum : auffi cet animal ne peut-il defcendre de quelque hauteur, fans s'attacher avec fa queue à tout ce qu'il rençontre en chemin.

XIX. Les os du tarfe & du métatarfe peuvent former au coude-pied une voûte, qui fait embraffer, par le pied les inégalités des lieux fur lefquels le corps doit être foutenu, & qui fert auffi à donner à la démarche de l'aifance & de la grace. Mais en général les pieds applatis & allongés ont la forme la plus avantageufe pour la folidité de la ftation, ainfi que pour continuer une marche précife & vigoureufe.

On voit pourquoi les chauffures plates ont toujours [1] été employées dans les exercices longtems continués, & pourquoi les portefaix les plus robuftes ont généralement les pieds applatis. La Nature affecte cette forme plate & longue des pieds dans les danfeurs arqués, ou dont les genoux font trop éloignés : mais elle ne peut l'établir dans les danfeurs jarretés, ou qui ont les genoux trop rapprochés. Ceux-ci font habituellement empêchés d'applatir les pieds à caufe de la proximité de leurs genoux & de la projection de leurs jambes en-dehors. Cette projection les force pour fe foutenir fixement, à donner au coudepied une forte élévation ; qui devenant conftante, déprime relativement le calcaneum, affoiblit le tendon d'Achille, &c.[2]

[1] V. Feftus in Fragm. fur ces chauffures dites femiplotia, dont les Anciens fe fervoient à la chaffe.

[2] Telle eft la raifon des obfervations

XX. Je finirai ce Mémoire par des remarques sur les usages qu'a la queue dans les divers genres de quadrupèdes pour assurer leur sustentation.

1.° La queue est fort considérable dans les quadrupèdes qui exécutent de grands mouvemens de pronation des extrémités postérieures ; comme sont l'écureuil, le caméléon, les singes à queue. Ces mouvemens portent souvent le corps sur un des côtés ; & sa sustentation, qui devient alors très-difficile ; doit être aidée par la queue qui se prolonge en sens contraire. Cet avantage concourt avec celui que cette queue flexible en tout sens a de pouvoir se replier autour d'une branche d'arbre ou d'un appui solide.

2.° Dans les quadrupèdes du genre des rats, le corps renflé & soutenu sur des extrémités qui sont toujours très-fortement pliées, seroit facilement jetté de côté dans la station, & surtout dans les mouvemens progressifs ; si une très-longue queue rampante & appuyée dans presque toute sa longueur sur le sol suivant la direction de l'animal, n'opposoit constamment une grande résistance aux déviations latérales du corps.

On peut faire une observation analogue sur le chien ; qui pour

flatter l'homme qu'il craint, s'abaisse, se rappetisse & agite sa queue. Il tient alors très-fortement pliées ses quatre pattes, sur lesquelles il se soutiendroit difficilement, si en même-tems il ne donnoit à sa queue un mouvement de balancier.

3.° Dans les quadrupèdes dont le tronc est fort prolongé, comme sont ceux des genres des chats & des belettes ; la longueur du col & celle de la queue sont utiles pour résister à ce que les extrémités ne soient déprimées par le tronc qu'elles supportent. De plus, leur queue longue & forte étant dirigée & mue vers l'un des côtés, resiste puissamment à l'effort du tronc qui seroit jetté vers le côté opposé par les vacillations qui accompagnent la station & les mouvemens progressifs des quadrupèdes.

Ces vacillations sont d'autant plus considérables dans les mouvemens progressifs ; lorsque les jambes de derrière, dont le jeu donne la principale impulsion au tronc, sont beaucoup plus hautes que celles de devant. C'est par cette raison que le mococo, étant toujours en mouvement, a une grande queue qu'il ne cesse de remuer ; au lieu que la queue a peu d'étendue & de force dans la giraffe, qui a les jambes de derrière beaucoup moins élevées que celles de devant.

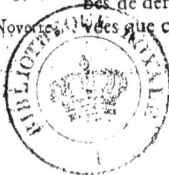

qu'a faites sur ces Danseurs M. Novere. Lettres sur la Danse, p. 297.

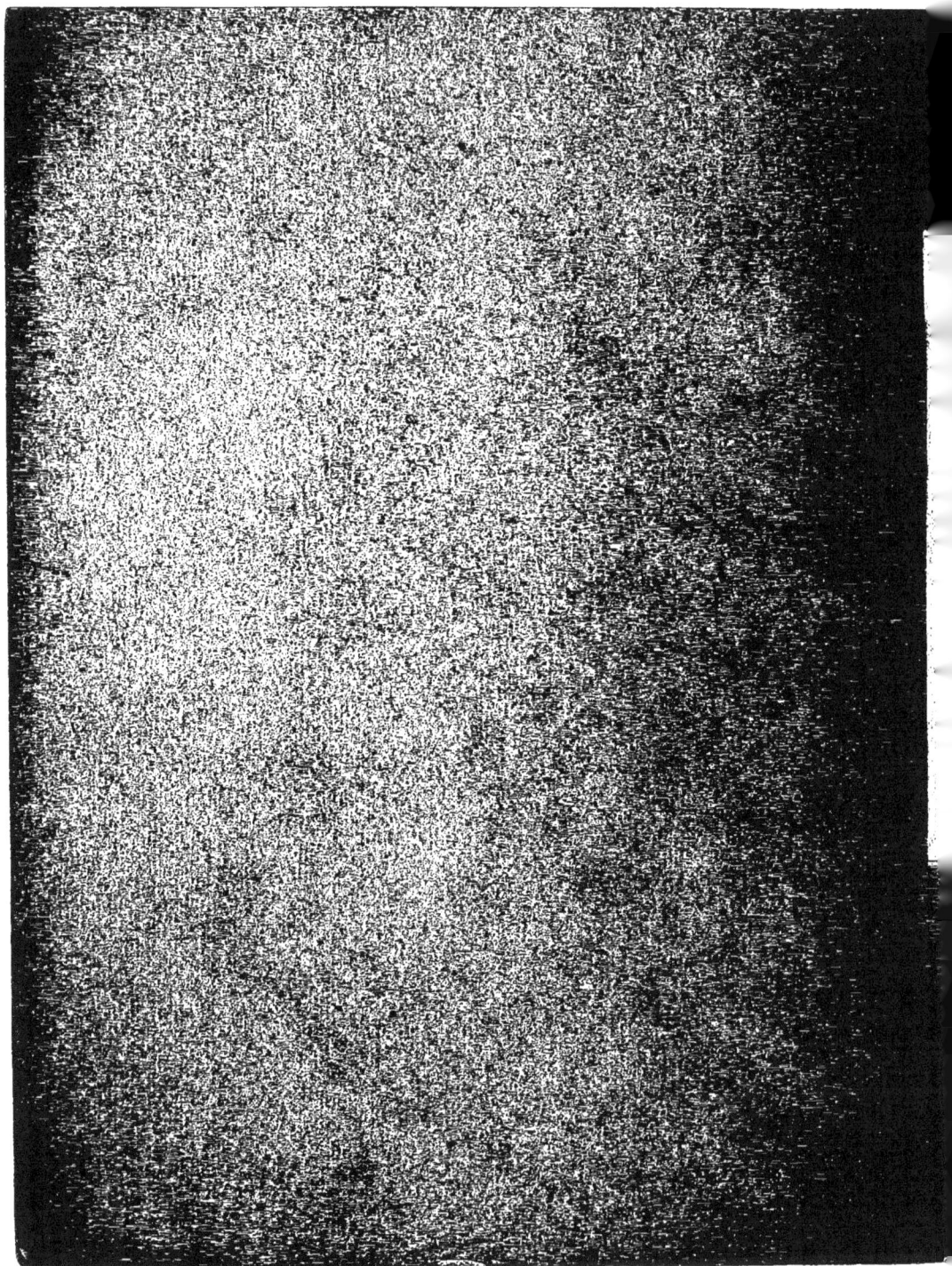